SOCIÉTÉ DE MÉDECINE DE ROUEN

RAPPORT

SUR LA MARCHE DE L'ÉPIDÉMIE

DE

GRIPPE DANS LA SEINE-INFÉRIEURE

pendant les mois de Novembre-Décembre 1889 et Janvier-Février 1890

PRÉSENTÉ

A LA SOCIÉTÉ DE MÉDECINE DE ROUEN

PAR

Le Docteur Raoul BRUNON

AU NOM D'UNE COMMISSION

Composée de MM. les Docteurs DEBOUT, DOUVRE, P. OLIVIER,
François HUE et Raoul BRUNON.

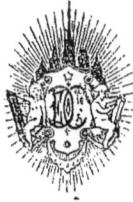

ROUEN

Imprimerie EMILE DESHAYS et Cᵉ

58, rue des Carmes, 58

1890.

SOCIÉTÉ DE MÉDECINE DE ROUEN

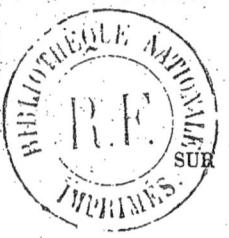

RAPPORT

SUR LA MARCHE DE L'ÉPIDÉMIE

DE

GRIPPE DANS LA SEINE-INFÉRIEURE

pendant les mois de Novembre-Décembre 1889 et Janvier-Février 1890

PRÉSENTÉ

A LA SOCIÉTÉ DE MÉDECINE DE ROUEN

PAR

Le Docteur Raoul BRUNON

AU NOM D'UNE COMMISSION

Composée de MM. les Docteurs Debout, Douvre, P. Olivier,
François Hue et Raoul Brunon.

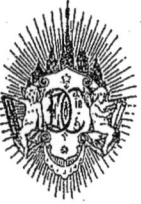

ROUEN

Imprimerie Emile DESHAYS et Cᵉ

58, rue des Carmes, 58

—

1890.

Rapport sur la marche de l'épidémie de grippe dans la Seine-Inférieure, pendant les mois de décembre 1889 et janvier 1890.

La Société de médecine de Rouen, dans sa séance du 20 février 1890, a nommé une Commission chargée de réunir des documents sur l'épidémie de grippe et de lui présenter un rapport sur cette question.

La Commission est ainsi composée :

> MM. DEBOUT, président de la Société.
> DOUVRE.
> P. OLIVIER,
> François HUE.
> Raoul BRUNON, rapporteur.

Cette Commission a envoyé à tous les médecins de la Seine-Inférieure un Questionnaire dont la teneur suit :

1º Considérez-vous la grippe comme contagieuse ?

2º Où et quand avez-vous observé le premier cas ?

3º A quel moment l'épidémie a-t-elle eu son maximum ?

4º A quel moment s'est-elle terminée ?

5º Quelle a été la proportion d'individus atteints ?

6º Quelle influence ont eue le sexe, l'âge, la profession ?

7º Principaux symptômes observés du côté du système nerveux, de l'appareil circulatoire, respiratoire, digestif et du côté de la peau ?

8º Quelles complications ?

9º Combien de cas de récidives ?

10º Comment a évolué la convalescence ?

11º Quelle influence a eue la grippe sur les maladies préexistantes ?

12º Quelle proportion de décès ?

13º Causes de la mort ?

14º Quel traitement vous a le mieux réussi ?

MM. LEMOINE,   *Le Tréport.*
    LULOT,   —
    MAGALON,   *La Bouille.*
    MARION,   *Croisy.*
    MÉNARD,   *Longueville.*
    MOSQUERON,   *Saint-Valery-en-Caux.*
    PERSAC,   *Buchy.*
    PRÉVOST,   *Torcy-le-Grand.*
    RAULLET,   *Saint-Saëns.*
    VERDIÈRE,   *Valmont.*
    VITET,   *Saint-Nicolas-d'Aliermont.*

MESSIEURS,

La Commission que vous avez chargée d'étudier la marche de la grippe dans notre département a l'honneur de vous présenter le résumé de son travail.

Il comprend deux parties : 1° une vue d'ensemble sur l'origine, le mode de début et l'évolution de la maladie dans notre région ; 2° une classification des réponses de nos confrères, documents dont nous nous sommes efforcés de faire la synthèse.

PREMIÈRE PARTIE.

Si on laisse, momentanément, de côté, les symptômes et les complications exceptionnels de la dernière épidémie de grippe, et si on cherche à prendre la moyenne des opinions émises par les confrères qui ont bien voulu répondre aux questions posées par votre Commission, on arrive, en fin de compte, à conclure que, dans la Seine-Inférieure, cette épidémie s'est présentée avec une physionomie assez originale et dont voici les principaux traits :

Pour le plus grand nombre, c'est une maladie essentiellement contagieuse qui a envahi les villes du département vers le 15 décembre environ, pour disparaître graduellement à la fin de février.

Le point de départ de la contagion a été Paris Rouen a été contaminé après les points intermédiaires qui le séparent de Paris. Vernon, par exemple, a vu sa garnison atteinte avant que celle de Rouen ne le fût. Le Havre a été atteint à peu près en même temps que Rouen, ce qui s'explique par l'énorme quantité de voyageurs qui, chaque jour, partent de Paris pour ces deux villes.

Des grands centres comme Rouen, Le Havre, Dieppe, la grippe a rayonné vers les agglomérations secondaires, de là dans les campagnes et puis enfin dans les hameaux et les maisons isolées ; plusieurs observations montrent très nettement cette marche.

Le plus souvent, les personnes ont servi d'intermédiaire pour apporter les agents infectieux dans un milieu sain jusqu'alors, mais dans quelques cas des objets envoyés des Magasins du Louvre paraissent réellement avoir été les véhicules de ces agents.

Dans quelle proportion les individus ont-ils été atteints ?

La réponse est fort difficile pour ce qui touche la clientèle civile ; dans les administrations, elle dépasse 40 %. Mais, d'une manière générale, on peut dire que plus la population était dense dans un milieu donné, plus les cas de grippe étaient nombreux et, on peut l'ajouter immédiatement, plus ils étaient graves. Dans les villes, dès qu'un membre de la famille était pris, on était à peu près sûr de voir tous les autres membres atteints ; dans les campagnes, au contraire, des cas sont restés isolés dans une même famille. C'est pourquoi tous les confrères qui n'acceptent pas l'idée de contagion ou qui ne peuvent prendre parti dans cette question, sont tous des médecins de la campagne.

Les hommes ont été atteints en bien plus grand nombre que les femmes. Les enfants et les vieillards ont joui d'une sorte d'immunité extrêmement remarquable. Pourquoi ? Serait-ce parce que leur genre de vie les enferme dans les maisons pendant la saison d'hiver et les soustrait ainsi et aux intempéries, et au contact des autres personnes ? — Il est difficile de répondre, parce que, si un grand nombre d'observateurs incriminent la vie et les travaux au grand air comme causes de la grippe, un nombre presque égal accusent, au contraire, la vie étroite dans l'air confiné. Cependant, il faut dire que, dans l'armée, les non-combattants (secrétaires et ouvriers) n'ont fourni qu'un petit nombre de malades dans le 3e corps.

Le début des accidents a été à peu près le même dans tous les cas : fièvre intense avec céphalalgie, rachialgie, et souvent epistaxis. Vomissements quelquefois et prostration. Ce mode de début, pouvait en imposer pour la période initiale de la fièvre typhoïde, ou la période d'invasion d'une fièvre éruptive.

Mais après 24, 36 ou 48 heures au plus, les accidents fébriles et nerveux s'amendaient et faisaient place soit à un état gastrique assez intense et surtout persistant, soit à des accidents légers de bronchite et plutôt de trachéite.

La maladie restait stationnaire pendant 10, 12, 15 jours, et la convalescence traînait souvent pendant un mois. La grande majorité des observateurs s'accordera à dire : Convalescence très longue, avec inappétence tenace et faiblesse générale.

Ce tableau ne nous paraît pas être tout à fait vrai pour les campagnes. La grippe campagnarde a été plus simple dans son aspect et plus rapide dans sa marche, si on considère la grande généralité des cas. Plusieurs confrères de la campagne disent : Mes malades n'ont pas toussé, — ou bien : Ils n'ont jamais perdu l'appétit. Un autre dit que la fièvre a été insignifiante. Presque tous remarquent qu'on n'appelait pas le médecin dans un grand nombre de cas.

Les éruptions, scarlatiniformes le plus souvent, rubéoliformes, polymorphes, n'ont pas été signalées aussi souvent et avec tout le développement qu'on aurait pu croire. Peut-être étaient-elles trop fugaces et peut-être l'observateur trop pressé par le temps ?

Nous croyons donc pouvoir dire qu'à la campagne, la grippe a été moins grave. Mais, d'un autre côté, les complications graves ayant entraîné la mort, les faits anormaux, et nous dirons même extraordinaires, émanent le plus souvent de médecins de la campagne.

Une remarque pourrait nous expliquer cette apparence paradoxale : La maladie qui nous occupe avait une tendance à évoluer lentement, mais sûrement, et sans écarts chez ceux qui prenaient les précautions ordonnées — chez ceux qui ont voulu, au contraire, braver le mal, reprendre le travail hâtivement et s'exposer trop tôt au froid, la grippe a pu amener des complications très graves entraînant la mort et se localisant sur les points de moindre résistance. Ces circonstances se trouvaient précisément réalisées dans la clientèle de la campagne.

Une autre remarque doit être faite à propos de la marche des accidents : plusieurs fois, il a été dit que cette marche avait semblé tout autre dans le mois de janvier que dans le mois de décembre. En décembre, les premiers cas ont évolué rapidement ; vers le 15 janvier, au contraire, les cas ont été plus graves à Rouen et au Havre, tout au moins.

Les formes de la maladie pourraient être nombreuses si on se basait, pour admettre une nouvelle forme, sur la prédominance d'un symptôme. Nous croyons que ce serait une erreur clinique que de multiplier ces formes et d'admettre, comme quelques-uns l'ont proposé, une forme articulaire, une forme rénale, etc. Il s'agit là de véritables complications qui trouvent une place au chapitre spécial. Cependant, nos confrères nous paraissent admettre volontiers trois types principaux : le type nerveux, le type thoracique et le type abdominal.

Il a été remarqué que, chez l'adulte, le type abdominal ou gastro-intestinal a prédominé pendant le mois de décembre. En janvier, la maladie s'est aggravée, et le type thoracique est devenu plus fréquent. Chez l'enfant, le type abdominal, moins grave, aurait persisté pendant toute l'épidémie.

Les complications ont touché tous les appareils et tous les systèmes, mais dans des proportions bien inégales. Elles ont été tout particulièrement thoraciques et surtout pulmonaires. Les broncho-pneumonies et les pneumonies dites grippales ont été, à elles seules, aussi nombreuses que toutes les autres complications réunies.

Ces dernières n'en sont pas moins extrêmement curieuses, quelquefois ; c'est même à leur sujet que chaque observateur a montré son originalité ; aussi, dans la suite de ce rapport, nous nous sommes appliqués à reproduire les paroles mêmes de chaque confrère, à propos de ses remarques particulières.

Les récidives ont été très peu nombreuses. — Au contraire, les rechutes sont souvent citées, quelquefois au nombre de 2 ou 3 chez la même personne. Elles ne paraissent pas avoir été considérées par la majorité comme plus graves que la maladie première.

Quelle influence la grippe a-t-elle eue sur les maladies préexistantes?

Elle a aggravé toutes les tares. Telle nous paraît être l'opinion générale, quoique des exceptions aient été citées, en particulier à propos de la pthisie et du diabète. Les affections thoraciques et surtout pulmonaires ont reçu une poussée aiguë qui, dans quelques cas — assez peu rares — ont emporté le malade.

Cependant, la proportion des décès a été très faible. Il y a unanimité sur ce point. Elle a été très faible, si on veut bien se rappeler que les cas de grippe ont été très nombreux, beaucoup plus nombreux encore que ne peuvent le constater les médecins des administrations, quoique ces derniers soient les seuls qui aient des chiffres exacts. Donc les cas de mort ont été exceptionnels, ce qui n'a pas empêché la mortalité d'augmenter à Rouen et au Havre pendant les mois de décembre et de janvier. Mais il n'y a là qu'une contradiction apparente.

Le plus souvent, la mort a frappé des individus déjà affaiblis par une cachexie antérieure.

L'apparition de la grippe a jeté dans l'état sanitaire une perturbation d'un genre particulier au dire de quelques médecins tout au moins. Elle se serait pour ainsi dire substituée aux maladies habituelles de décembre et de janvier, plusieurs confrères remarquent que pendant ce laps de temps ils n'ont pas eu d'autres maladies à soigner que la grippe. Nous sommes porté à croire, d'après l'ensemble des observations que nous avons analysées, que si une question spéciale eût été posée sur le nombre et la nature des maladies qui ont évolué parallèlement à la grippe, nous aurions reçu un grand nombre de réponses semblables aux précédentes. Actuellement encore (15 mars), la grippe ferait sentir son action sur les maladies courantes et leur imprimerait un cachet spécial.

Votre Commission n'avait pas cru devoir poser une question spéciale à propos de la nature de la maladie pour laisser les opinions se faire jour librement et en dehors de toute sollicitation. C'est ce qui est arrivé. Les confrères qui ont soulevé la question, spontanément, sont ceux dont l'attention a été attirée par quelque fait spécial. Ces confrères parlent d'une maladie infectieuse à manifestations multiples; quelques-uns croient à l'existence de la dengue modifiée; mais la grande majorité des observateurs s'abstient de toute opinion sur la pathogénie.

La même réserve prudente a été gardée par tout le monde à propos du traitement. Personne n'a mis en avant un traitement systématique basé sur la nature présumée de la maladie. On s'est contenté de faire face aux accidents symptômatiques.

L'antipyrine est considérée comme ayant réellement atténué et même supprimé les douleurs du début, quelques médecins seulement ont conservé contre elle une méfiance qui a paru exagérée au plus grand nombre. Les boissons alcooliques chaudes et les toniques ont fait tous les frais du traitement pendant l'évolution et la fin de la maladie.

Cette simplicité du traitement a même fait dire à quelques observateurs que le séjour à la chambre et les précautions contre le froid extérieur étaient les seules indications à remplir. Nous croyons devoir souligner d'une manière spéciale et comme un signe particulier de l'éducation médicale dans notre région, cette réserve prudente chez tous les médecins, quels que soient leur âge et leur milieu.

DEUXIÈME PARTIE.

Résumé des réponses faites aux différents chapitres du Questionnaire.

1° Considérez-vous la grippe comme contagieuse ?

Sur 75 réponses, 58 sont affirmatives ; 8 sont négatives ; 9 restent dans le doute.

De ces 17 dernières, 2 sont motivées par des faits :

Si j'ai observé de nombreux cas qui paraissent prouver la contagion de l'influenza, j'ai, en beaucoup d'endroits, constaté des cas isolés au milieu de nombreuses familles : 1 cas sur 14, 2 sur 8, etc. Le mal s'est propagé avec une rapidité extrême dans toutes les communes, à peu près en même temps, tellement rapidement que je ne puis admettre la contagion pour la plupart des cas. Le premier malade que j'ai vu est tombé le 21 décembre, retour d'Yvetot ; il habitait une bourgade où pas un individu de sa famille ni du voisinage n'a été malade avant le 5 janvier, époque où l'épidémie éclatait dans toute la région. — Aubry.

Dans l'octroi de Rouen, sur 320 employés environ, 85 ont été atteints, et cependant 14 femmes seulement, 5 enfants l'ont été. — Douvre.

D'un autre côté :

Dans 12 cas, le malade atteint de la grippe arrivait de Paris, où l'épidémie sévissait en plein.

Dans une douzaine de cas, le malade avait ouvert lui-même une caisse arrivant des magasins du Louvre. — *André, P. Valin* [1].

---

(1) P. Valin. Voir *Normandie médicale*, 15 février 1890.

Dans deux cas, le malade arrivait de Rouen où l'épidémie évoluait. MARQUÉZY. — M. CHIVE a observé le premier cas sur un pilote venant de Rouen. Tous les pilotes ont été pris à la suite.

M. GUILLEMIN dit à propos de la contagion : *Des faits nombreux et précis observés dans un certain nombre de garnisons ne laissent aucun doute sur la contagiosité de la grippe épidémique.*

M. CERNÉ n'a pas vu un seul cas qui ne puisse s'expliquer par la contagion.

M. BUFFET : *Les dix premiers cas que j'ai vus vers le 15 décembre venaient de Paris ; il s'agissait de personnes ayant fait des achats au Louvre.*

A l'Hospice-Général de Rouen la contagion a été manifeste.

Les premiers cas ont apparu parmi les employées de l'hôpital, à la sécherie, qui se trouvent en contact avec des femmes de journée venues du dehors. Puis les femmes employées dans l'hôpital ont été atteintes. Au contraire, les pensionnaires reçues à vie et isolées dans les dortoirs et réfectoirs, n'ont été touchées que plus tard et en petit nombre. — BRUNON.

M. RAULLET cite le fait d'un homme habitant une maison isolée au milieu de la forêt ; il est contaminé par sa fille en service à Rouen et qui était rentrée malade de la grippe.

Influenza, grippe ou dengue, l'affection qui a envahi le Havre, après avoir parcouru l'Europe, de Constantinople à Saint-Pétersbourg, de Saint-Pétersbourg à Berlin, à Vienne, à Bruxelles, à Paris et jusqu'à Brest et Marseille, est certainement de nature infectieuse et l'atmosphère paraît le véhicule, non unique, mais au moins préféré des germes morbigènes. De nombreux faits recueillis et analysés avec soin semblent prouver le mode de propagation par contagion. — LAUNAY.

Un fait négatif corrobore les précédents : A la prison de Rouen où la population compte 900 individus, les cas de grippe ont été peu nombreux et n'ont pas nécessité d'admission à l'infirmerie. — PRIS.

Enfin, quelques observations insistent particulièrement sur le caractère épidémique de la maladie. MENARD, CHIVÉ, LEPLÉ. M. HURPY penche dans le même sens et dit que, au collège de Dieppe, 30 % des élèves ont été atteints en 4 jours.

2° Où et quand avez-vous observé le premier cas ?

Des réponses venues de tous les points du département, nous croyons qu'on peut tirer cette conclusion : les premiers cas ont fait leur apparition dans les grands centres, puis la maladie a gagné les agglomérations moins nombreuses, puis, enfin, les campagnes. Enfin, des cas isolés ont éclaté sur les points les plus éloignés, par contagion.

Dans le 3ᵉ corps, les premiers cas ont été observés à Vernon, celle de toutes les garnisons du 3ᵉ corps qui est la plus rapprochée de Paris. GUILLEMIN.

A Rouen, un des premiers cas aurait été observé à la fin d'octobre, par deux médecins sur l'un d'eux. Il s'agit d'un diagnostic rétrospectif. Un autre cas a été observé fin novembre et le 7 décembre (retour de Paris). Tous les autres du 15 décembre au 2 janvier.

3° A quel moment l'épidémie a-t-elle eu son maximum ?

En général, 15 jours après le début, pour une localité donnée. C'est-à-dire qu'à Rouen, le plus grand nombre des cas s'étant révélés à la fin de décembre, l'épidémie a été à son apogée dans la première quinzaine de janvier.

Il serait difficile de préciser davantage, parce que nous verrons que l'épidémie a été beaucoup plus courte et plus bénigne à la campagne qu'à la ville. Dans un village elle éclatait plus tard qu'à Rouen et, de plus, elle durait moins longtemps.

4° A quel moment s'est-elle terminée ?

Environ 1 mois ou 1 mois 1/2 après l'apparition des premiers cas.

Là encore une réponse ferme est très difficile à faire, pour les mêmes raisons que précédemment. Mais tout le monde signale après la terminaison des cas isolés et traînards.

Quelques observateurs signalent une terminaison brusque et de cause atmosphérique. A Rouen, M. LE PLÉ a remarqué une amélioration après des bourrasques suivies de pluies, — au Havre, M. LECÈNE cite une terminaison brusque, — au Tréport, M. LEMOINE signale, le 7 février, une grande amélioration subite par un coup de vent de mer.

5° Quelle a été la proportion des individus atteints ?

Dans le 3° corps, 1/3 de l'effectif a été atteint. GUILLEMIN.

Au Havre, parmi les employés d'octroi, M. ENGELBACH dit que 40 % ont été atteints.

A l'asile des aliénées de Saint-Yon, M. GIRAUD signale 25 % parmi les employés et 5 % parmi les aliénées ; le service médical a été atteint dans la proportion de 5/6°.

A l'asile des aliénés de Quatremare, sur 104 fonctionnaires, employés ou gardiens, 44 ont été atteints, soit 42,3 % sur 724 malades, il y eu 94 cas, soit 13 %. DELAPORTE.

Dans la clientèle civile, M. HÉLOT, estime que les 2/3 de la population ont été malades, M. OLIVIER dit 80 %.

Cette proportion ne peut être établie, avec quelques chances de vérité, que dans les administrations où l'on peut se baser sur des chiffres connus. Les appréciations des confrères de la campagne sont tellement éloignées l'une de l'autre qu'une moyenne est impossible à prendre.

Ce qui est sûr, c'est que cette proportion a été très variable suivant les régions.

Plusieurs médecins remarquent que le plus grand nombre des malades n'appelait pas le médecin ou ne l'appelait que pour la première personne atteinte ; M. MAGALON admet que la proportion a été d'autant plus forte que l'agglomération était plus considérable.

6° Quelle influence ont eue le sexe, l'âge et la profession?

Sexe. — Les réponses sont presque unanimes : les hommes ont été le plus souvent atteints.

Age. — Dans 16 réponses, il est dit spécialement que les enfants ont été atteints en petit nombre et légèrement. M. BOIRON est le seul qui ait observé, pendant cette période, de très nombreux cas de fièvre éphémère avec T = 40° 40,5 chez les enfants de quelques mois à 3 ans, au Petit-Quevilly.

M. BUFFET dit :

« *Les enfants ont été atteints très légèrement, mais aussi souvent que les adultes. J'en ai vu un grand nombre pour ma part. Chez eux, la grippe a conservé, pendant toute l'épidémie, le caractère bénin qu'elle avait en décembre chez les adultes ; il n'y a pas eu d'accidents thoraciques mais plus souvent du délire avec de la fièvre pendant 48 heures. Je n'ai pas observé chez eux l'abattement prolongé que les adultes présentaient dans la convalescence* ».

Dans 8 réponses on signale une bénignité spéciale de la grippe chez les vieillards non malades antérieurement. Une réponse admet cependant la proposition contraire. MARQUEZY.

Profession. — Les réponses visant le rôle de la profession dans l'évolution de la grippe sont fort peu nombreuses et assez contradictoires.

MM. MARION, PERRICHOT, LE PLÉ, VALIN, BOUCHER admettent que les professions sédentaires ont augmenté les chances de maladie. MM. AUBRY, BRUNON croient, au contraire, que les gens soumis aux travaux de plein air ont fourni le plus grand nombre de malades. On pourrait allier ces deux opinions, contraires en apparence, et dire que les travaux sédentaires, augmentant la susceptibilité, ceux qui y étaient soumis avaient plus de chance d'être éprouvés par l'influence de l'air froid.

Nos confrères de l'armée s'accordent à dire que les hommes employés dans les magasins ou les ateliers (tailleurs, bottiers,

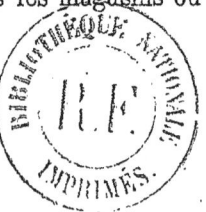

selliers) ont été plus rarement atteints. M. LELOUTRE dit, de son côté, que les marins qui font la pêche d'Islande et de Terre-Neuve ont payé un large tribut, et, chez eux, les cas ont été violents.

7° Principaux symptômes ?

Trois observateurs signalent un **mode de début** très brusque.

Un négociant, en descendant les marches de la Bourse du Havre, est pris violemment d'un frisson et de vives douleurs dans les genoux; une dame, de 45 ans, se réveille subitement, au milieu de la nuit, après s'être couchée bien portante, et, tout à coup, surviennent de violents frissons et des douleurs dans les genoux. LECÈNE.

A Longueville, M. MÉNARD signale un début brusque dans la nuit du 6 au 7 janvier.

M. ENGELBACH cite le cas d'un malade qui était sorti de table à 8 heures, à 9 heures il avait 40°.

M. FRANÇOIS HUE signale quelques cas dans lesquels la durée totale de la maladie n'a été que de 3 ou 4 jours malgré l'acuité des symptômes du début.

Tout le monde s'accorde à dire que la maladie a revêtu trois types principaux caractérisés par la prédominance de quelques signes : 1° le type nerveux ; 2° le type thoracique ; 3° le type abdominal. Mais il faut remarquer que dans quelques régions le type thoracique a complètement manqué. MM. RAULLET et VITET insistent sur ce point : leurs malades n'ont pas toussé.

A côté de ces trois formes principales, M. DOUVRE tendrait à admettre une forme rénale ; M. CAUCHOIS, une forme articulaire ; M. HÉLOT parle encore de quelques cas où les douleurs musculaires ont constitué parfois toute la maladie.

Il y aurait peut-être un inconvénient à multiplier ces formes de la grippe, et nous reporterons ces derniers faits au chapitre des complications.

Système nerveux. — Parmi les accidents nerveux, tout le monde signale la céphalalgie, l'abattement, les douleurs musculaires : 8 fois on signale les douleurs oculaires. On cite encore les névralgies intercostales, sciatiques, faciales.

L'abattement a frappé tous les observateurs : *Avant les cas types de grippe, j'ai observé un certain nombre de malades chez lesquels prédominaient à tel point les symptômes nerveux que j'ai pensé à des fièvres typhoïdes atténuées.* OLIVIER.

J'ai observé, pendant l'épidémie de grippe, deux cas de fièvre typhoïde qui ont débuté absolument comme l'influenza. Un des malades arrivait de Paris où il avait fait des achats au Louvre. Je signale ces faits, simplement à titre de curiosité et pour montrer que le diagnostic au début pouvait parfois présenter des obscurités. DELABOST.

MM. DOUVRE et VITET font les mêmes remarques.

Le vertige oscillatoire et les crises d'hystérie au début sont signalées par M. GERVAIS.

Le délire a été observé 2 fois chez les enfants. AUBRY.

Dans deux autres cas, le délire est signalé avec une marche spéciale : *J'ai observé deux cas de délire. L'un né avec la grippe et disparu avec elle au bout de 3 ou 4 jours. L'autre consécutif, survenu pendant la convalescence, chez une jeune fille nerveuse, mais non à l'excès. Délire aigu terminé par la mort et, à mon sens, causé par une encéphalopathie infectieuse au même titre que les pneumonies, les otites de la grippe.* DE PARELLE.

M. SASSOT a observé, au début de l'année, 10 cas dans lesquels il existait pendant deux mois environ, une douleur vive à une épaule, sans rougeur ni gonflement ; les mouvements de l'articulation se faisaient facilement et sans douleurs ; les muscles de la région et le deltoïde, en particulier, étaient indemnes. M. Sassot se demande si cette névralgie ne pourrait pas s'expliquer par une névrite profonde.

Appareil circulatoire. — Les hémorrhagies ont été très fréquentes. On les a rencontrées dans la période du début de la grippe. Nous en aurons peu à citer parmi les complications.

Les hémorrhagies se sont faites par toutes les voies. dit M. MA-GALON : *Hémoptysies, hémorrhagies rénales, intestinales.*

L'épistaxis a été signalée par le quart des observateurs. Chez une jeune fille, elle a persisté une semaine. ENGEL-BACH. On cite encore, mais comme moins fréquente, l'héma-turie, la ménorrhagie. DEBOUT, DOUVRE, DESSEAUX.

M. BUFFET a vu 3 cas d'hémorrhagies utérines chez des jeunes filles.

Il m'a semblé, dit M. JUDE HUE, que la grippe qui a revêtu souvent l'appareil symptomatique attribué à la fièvre dengue, a exercé une grande influence sur les fonctions menstruelles. Presque toutes les dames atteintes ayant vu leurs époques avancer ou se reproduire avec une abondance insolite.

L'arythmie cardiaque a été notée 4 fois. OLIVIER [1].

L'endocardite a été spécialement signalée par MM. CAUCHOIS, MAGALON et ANDRÉ : *Palpitations simples — avec dilatation cardiaque — avec souffles cardiaques (myo-endocardite) se produisant en dehors de tout état fébrile et prolongeant très longtemps la convalescence. Ces symptomes ne se sont montrés qu'à partir de mi-janvier.* ANDRÉ.

M. PERRICHOT attire l'attention sur la douleur de la région splenique, qu'il a plusieurs fois observée.

MM. BOUCHER et CAUCHOIS ont observé la syncope dès le début de la maladie.

Enfin, M. DUCASTEL signale un cas où tous les ganglions lym-phatiques étaient augmentés de volume.

La fièvre n'a pas été signalée partout le monde comme ayant été très vive. Dans les villes, la température élevée a causé quel-

[1] *Voir Normandie médicale,* 1er mars 1890.

ques inquiétudes pendant 2 ou 3 jours. A la campagne au contraire, l'appareil fébrile semble avoir manqué souvent ou avoir été assez léger pour ne pas attirer l'attention d'une manière spéciale. Du reste, un confrère de la campagne remarque qu'on n'avait pas le temps de prendre la température.

En somme, tous ceux qui signalent la fièvre au début, s'accordent à dire que sa durée ne dépassait pas deux jours. Dans un assez grand nombre de cas, la température atteignait 39°, 40°, et l'ensemble symptomatique du début pouvait en imposer pour le début d'une fièvre éruptive.

Appareil respiratoire. — Généralement, on ne signale pas de bronchite, mais on parle de trachéo-bronchite ou de laryngo-bronchite.

Trois observateurs seulement insistent sur la présence d'une trachéite simple sans propagation aux bronches. M. MOSQUERON cite un cas de bronchite avec expectoration purulente. Le coryza est signalé quelquefois, mais rarement. M. VITET, et quelques confrères de la campagne disent, d'un aure côté, que les voies respiratoires n'ont pas été atteintes chez leurs malades, à tel point que M. VITET se demande si c'est bien à la grippe qu'il a eu affaire.

M. FRANÇOIS HUE a observé dans les trois quarts des cas une sensation de gêne et même d'angoisse retro-sternales.

Appareil digesttf. — Il y a presque unanimité pour insister sur l'intensité et surtout sur la durée de l'embarras gastrique : langue saburrale, quelquefois vomissements, inappétence complète et persistante, dégoût pour les aliments, angines, diarrhée dans quelques cas — D'ALENÇON — diarrhée fétide et diarrhée sanglante.

Cependant deux confrères militaires disent : Symptômes digestifs rares. Etat saburral peu marqué.

M. DE PARREL dit que chez les enfants, les accidents du tube digestif ont tenu la première place.

Peau. — Les éruptions diverses sont citées par 20 observateurs, et, parmi les autres, un assez grand nombre attirent l'attention sur leur absence. Cette contradiction peut s'expliquer peut-être par la durée éphémère des manifestations cutanées.

Ces éruptions ont pris les formes suivantes : Erythème de la face, éruptions papuleuses discrètes, vésiculeuses, desquamamations furfuracées. BOURGEOIS ; urticaire très tenace dans quatre cas. Le plus souvent, ce sont les éruptions scarlatiniformes et rubeoliformes qui sont citées. Leur siège le plus habituel semble avoir été aux poignets et au ventre.

M. FRANÇOIS HUE a remarqué dans la clientèle du Dispensaire une recrudescence inusitée de la gale, alors que cette maladie était rare depuis quelques années. Il signale ce fait sans chercher à établir un lien entre les deux affections.

Enfin, M. MAGALON a observé sur la muqueuse palatine une éruption miliaire, à propos de laquelle ils fait les réflexions suivantes :

J'ai observé chez un grand nombre de ces malades une éruption miliaire siégeant sur la muqueuse de la voûte palatine, et se prolongeant probablement plus loin. — Cette éruption était constante, c'est-à-dire que je l'ai rencontrée chez tous la malades que j'ai examinés à ce point de vue. Les éléments qui la constituaient étaient excessivement ténus et semblables à certaines granulations qu'on rencontre parfois sur la conjonctive palpebrale. — Ne pourrait-on croire que cette éruption, qui m'a paru constante, est un des caractères de la maladie, qui serait ainsi une espèce de fièvre éruptive à manifestations extérieures limitées aux muqueuses ? — D'ailleurs, bien des symptômes du début, les courbatures, les fortes douleurs lombaires si fréquentes, la douleur sternale que j'ai observée plusieurs fois, les bouffées de chaleur au visage et sur diverses parties du corps, la coloration des téguments et souvent des conjonctives, tout jusqu'à la fièvre intense, la céphalalgie, les vomissements, et, dans bien des cas, les hémorrhagies semblent vouloir faire ranger l'influenza dans le cadre des fièvres à manifestations cutanées.

Jusqu'où ces granulations s'étendaient-elles? Voilà le point que je n'ai pu élucider.— Cependant, ne serait-il pas permis de supposer qu'elles ont existé sur la muqueuse des divers organes qui ont donné lieu à des hémorrhagies ; et alors, comme ces pertes de sang se sont faites par le nez, l'estomac, les poumons, les intestins, l'utérus et les reins, on pourrait supposer que l'éruption a dû siéger sur toutes les muqueuses.

8° Quelles complications?

1° **Les complications pulmonaires** sont celles qui reviennent le plus souvent dans chaque observation.

Pneumonies anormales, broncho-pneumonies, pleurésie purulente, bronchites capillaires. Ce sont ces complications qui ont aggravé l'épidémie.

Dans un cas de broncho-pneumonie grave, M. ANDRÉ a trouvé de nombreux streptocoques.

M. BRUNON cite, en particulier, trois cas terminés par la guérison et caractérisés par une congestion intense des deux poumons, avec crachats hémoptoïques abondants, abattement extrême, fièvre peu intense et pas de foyer nettement délimité à l'auscultation.

Il faut citer encore deux cas de dyspnée très menaçante chez des asthmatiques. DELABOST. Trois récidives de spasme laryngé chez une même jeune fille, avec anxiété extrême, apnée et cyanose ; puis aphonie durant une semaine chaque fois. BRUNON.

M. LEFEBVRE a vu, au Houlme, une série de croups chez les enfants, dont 4 sont morts.

Nous avons cité les cas les plus graves, mais nous répétons que la grande majorité des réponses considèrent les complications broncho-pulmonaires comme ayant été de beaucoup les plus fréquentes et les plus graves. Nous ne pouvons pas donner d'autres chiffres que ceux de M. DESPRÉS, qui a vu, sur 600 cas, 300 bronchites, 40 broncho-pneumonies, 30 pleuro-pneumonies, 12 pleurésies.

2° **Les otites** sont les complications le plus souvent signalées après les accidents pulmonaires. Un tiers environ des observations les signalent. Dans la statistique qui précède, M. ANDRÉ les fait figurer au nombre de 35 (sur 600 cas);

3° **Appareil circulatoire.**—Les complications cardiaques ne paraissent pas avoir attiré l'attention des observateurs. C'est au chapitre des symptômes que MM. ANDRÉ, OLIVIER, BOUCHER et CAUCHOIS ont signalé la syncope, les palpitations, l'arythmie, les endocardites, etc.

Plus souvent la grippe a réveillé des troubles cardiaques anciens et momentanément latents.

A propos des troubles cardio-vasculaires il est difficile de faire la part entre ce qui appartient aux symptômes peu fréquents, et ce qui appartient aux complications.

4° **Rein.**— Du côté du rein on a observé l'albuminurie HURPY (10 cas). BERTHELOT et PRÉVOST qui a examiné tous ses malades à ce point de vue.

M. DOUVRE tendrait à admettre une forme rénale de la grippe caractérisée par des douleurs lombaires excessives, des urines rares et sédimenteuses, des accidents nerveux et du délire, peut-être d'origine urémique (?) Dans ces cas, l'emploi de l'antipyrine serait dangerereux. Des cas de M. DOUVRE, il faut rapprocher les cas d'hématurie signalés plusieurs fois et les cas d'albuminurie.

5° **Système nerveux.** — Les névralgies sciatique, faciale, crurale ont été très nombreuses. On a rapporté un cas de monoplégie brachiale passagère, deux cas de délire violent durant deux ou trois jours avec 39° chez deux hommes non alcooliques. HURPY. MASSON. Un cas de strabisme et un autre, où le malade, non ictérique, voyait les objets en jaune. HURPY.

M. GERVAIS signale les crises d'hystérie au début et les vertiges avec forme oscillatoire.

M. ROGER a vu un cas de méningite cérébro-spinale.

Enfin, M. LEFEBVRE cite deux cas d'apoplexie se terminant par hémiplégie, et deux cas d'apoplexie avec mort rapide ; ces quatre cas sont survenus au début de l'épidémie.

M. COSSARD a vu une poussée d'eczéma aigü, survenue au début de l'épidémie ;

6° **Système locomoteur.** — Du côté de l'appareil locomoteur, il faut signaler les douleurs musculaires très fréquentes, ayant pu, dans quelques cas, constituer seules la maladie. HÉLOT. Des arthrites infectieuses évoluant comme le pseudo-rhumatisme de Bouchard. OLIVIER. [1] M. CAUCHOIS parle même, à ce propos, d'une forme articulaire que pourrait prendre la maladie.

M. BOUCHEZ cite un cas d'ostéomyélite aiguë suppurée du fémur, chez un jeune soldat, qui présenta successivement : coryza, bronchite capillaire, otite moyenne suppurée double, et enfin, ostéomyélite.

M. BRUNON a rapporté l'histoire de deux cas de myosite, l'une du grand fessier et du grand pectoral droits, l'autre du sterno-mastoïdien gauche, avec guérison. [2]

9° Combien de cas de récidives ?

Les réponses signalent plutôt des cas de rechutes. Elles sont évaluées à 1/7e environ et attribuées à la reprise trop hâtive du travail. Elles ont pu se produire plusieurs fois sur la même personne.

10° Comment a évolué la convalescence ?

Tous les observateurs insistent sur la longueur de la convalescence, sur l'inappétence et la faiblesse générale qui l'ont caractérisée.

Cependant il faudrait, suivant quelques-uns, remarquer que la marche de la maladie n'a pas été identique pendant toute l'épidémie : au début, la convalescence était rapide ; après le

---

(1) Olivier, *Normandie médicale*, 1er mars 1890.
(2) Brunon. *Normandie médicale*, 1er mars 1890.

15 janvier, elle traîna quatre ou 5 semaines. François HUE, BRUNON, PERRICHOT.

La durée de l'évolution de l'épidémie n'a pas été la même dans toutes les garnisons : à Dieppe, la maladie a commencé le 31 Décembre, elle est entrée en décroissance en même temps qu'à Rouen et au Hâvre où les premiers cas s'étaient montrés 10 jours plus tôt, GUILLEMIN.

11° Influence sur les maladies préexistantes.

Quelques observateurs seulement répondent à cette question. La plupart considèrent la grippe comme ayant réveillé toutes les tares et en particulier l'impaludisme, ANDRÉ, DOUVRE ; les affections cardiaques, FRANÇOIS HUE, TINEL, DEBOUT, BRUNON ; la tuberculose, GARGAM, HURPY, F. FORTIN ; la goutte, DOUVRE ; l'asthme, DOUVRE, BRUNON, DELABOST.

D'un autre côté, M. HÉLOT dit :

Pendant l'épidémie, je n'ai presque pas vu d'autres malades, sauf des goutteux et en plus grand nombre que d'habitude.

M. AUBRY fait remarquer la rareté exceptionnelle de la pneumonie cet hiver ; mais il ajoute que la grippe a été exceptionnellement bénigne dans son territoire.

Trois fois, il a été noté qu'elle n'avait pas eu d'influence active sur le diabète, CHIVÉ, LECÈNE. D'autres ont signalé une influence contraire, DOUVRE, CAUCHOIS.

MM. LEMERCIER, FRANÇOIS HUE ont remarqué la disparition des maladies pendant les deux mois de grippe.

M. DE BROUTELLE a vu la mortalité diminuer notablement dans sa circonscription.

M. HURPY : *Pendant les 35 jours qu'a duré l'épidémie, je n'ai pas eu de maladies fébriles à soigner, ni rougeole, ni variole, ni scarlatine, ni oreillons, ni fièvre typhoïde, ni rhumatisme articulaire, ni diphthérie, ni érysipèle ; je n'ai observé qu'une varicelle. Y a-t-il antagonisme morbide entre la grippe et les autres maladies infectieuses ?*

M. GIRAUD dit que la grippe n'a pas eu d'action sur l'état mental des aliénées atteintes.

M. DELAPORTE dit que chez plusieurs malades entrés à l'asile des aliénés pendant l'épidémie, les accidents cérébraux auraient débuté pendant une attaque de grippe ou à sa suite.

Contrairement à l'opinion générale, M. BERTHELOT croit que la grippe n'a pas eu d'influence sur les maladies de poitrine. MM. RAULLET et LEFEBVRE émettent le même avis à propos de la phthisie.

12° Quelle proportion de décès ?

En général, très faible.

La mortalité du mois de janvier 1890 a été moindre que celles de janvier 88 et 89, LE LOUTRE. — Si je compare, dit AUBRY, l'épidémie dans nos campagnes avec ce que j'ai lu et entendu dire de l'influenza dans les grandes villes, particulièrement à Rouen, il y a une énorme différence au point de vue de la gravité. Pas un seul malade ne nous a donné d'inquiétudes sérieuses. Je n'ai observé aucune complication grave, sauf chez les enfants atteints de rougeole.

A Rouen, M. ANDRÉ (12° chasseurs) donne la proportion de 1 décès sur 346 malades. M. DESPRÉ, 1 décès sur 600 malades. Au Havre, 0 décès sur 103 malades, ENGELBACH. — Au Havre, à Vernon, à Lisieux, à Gaillon, la grippe est restée très bénigne ; elle a été plus grave à Rouen, Elbeuf, Evreux, Caen, GUILLEMIN (3° corps).

A Saint-Yon, la mortalité a été de 20 % chez les aliénées atteintes de grippe, GIRAUD.

13° Causes de la mort ?

Les complications thoraciques sont le plus souvent signalées. La broncho-pneumonie est citée 10 fois ; la pneumonie, 9 fois ; la pleurésie purulente, 2 fois ; la bronchite capillaire, 2 fois ;

BATAILLE, DE PARREL, ROGER, VITET citent chacun un cas de méningite.

M. BALLAY cite le cas d'une jeune fille de 17 ans atteinte de sclérose en plaques et qui a été enlevée en 5 jours. M. CAUCHOIS a vu un cas de collapsus chez un diabétique jeune qui avait pris en une demi-journée 3 grammes d'antipyrine et 0,75 centigrammes de sulfate de quinine délivrés sans ordonnance médicale par un pharmacien de la ville.

14° Quel traitement vous a le mieux réussi ?

Personne n'a formulé un traitement systématique ; on s'est cantonné dans le traitement des symptômes. La guérison a paru aussi rapide à quelques-uns, sans médication active. DEBOUT, DUCASTEL, HÉLOT, AUBRY, BRUNON.

Presque tout le monde a donné l'antipyrine au début contre les douleurs multiples et la céphalalgie, et on s'accorde à reconnaître les services que ce médicament a rendus. Trois ou quatre observateurs seulement ont conservé contre lui une méfiance qui les ont poussés à le prescrire à très petite dose.

Il y a unanimité à considérer l'exposition au froid, les sorties trop hâtives, le travail trop tôt repris, comme ayant favorisé les rechutes et dans quelques cas entraîné la mort.

15° Nature de la maladie.

La Commission n'avait pas cru devoir poser cette question.

Quelques observateurs l'ont soulevée spontanément.

MM. CAUCHOIS et CERNÉ admettent que la maladie qui nous occupe a été une « dengue modifiée » ou n'a pas « différé fondamentalement » de la dengue.

M. JUDE HUE fait allusion à la même idée.

M. DESSEAUX croit qu'on a eu affaire à deux affections distinctes, grippe et dengue.

MM. DE PARREL et MAGALON séparent complètement ces deux affections et n'admettent pas que nous ayons eu affaire à la dengue. M. MAGALON émet l'hypothèse que l'influenza pourrait être une fièvre éruptive.

Plusieurs médecins de la marine ont émis, timidement peut-être en face d'autres affirmations, que la grippe actuelle n'était autre que la dengue modifiée par le climat. Nous ne sommes pas éloigné de partager leur opinion, dit M. LAUNAY.

Enfin, MM. LEPLÉ, ENGELBACH et MAGALON rapprochent la dernière épidémie de grippe d'épidémies antérieures observées par eux, le premier pendant le siège de Paris et pendant les hivers de 1847, 1859 ; le second, pendant son internat à Paris, avant 1887.

Tous les autres observateurs sont restés muets sur la pathogénie de la grippe.

Voici ce que dit M. MAGALON, à propos de son opinion citée plus haut :

Dans le cours d'une carrière déjà longue, j'ai eu affaire à plusieurs épidémies de grippe et j'ai observé bien des formes de cette maladie, dont le caractère dominant est la fièvre presque toujours rémittente et dont les nombreuses manifestations se portent indifféremment sur toutes les muqueuses. L'épidémie du mois dernier a présenté un caractère spécial, d'abord par sa généralisation et ensuite par sa forme, bénigne la plupart du temps, mais presque toujours fort douloureuse. — On a parlé à un moment donné de fièvre dengue ; il est certain que notre influenza ressemblait, par plusieurs points (la fièvre et les douleurs) à cette maladie que j'ai eu l'occasion d'observer plusieurs fois. — Toutefois, malgré des points de ressemblance, il est certain que nous n'avons pas eu à combattre la fièvre dengue, mais une maladie lui ressemblant dans certaines de ses manifestations.

Enfin M. GIRAUD cite parmi les premiers cas observés celui d'un employé de bureau, ancien soldat d'artillerie de marine, qui déclare avoir eu la dengue aux colonies. Il a eu, fin décembre, la grippe avec éruption cutanée.

Remarques sur les conditions météorologiques à la fin de l'année 1889, par M. GULLY.

L'épidémie de grippe ou d'influenza, qui a sévi en Europe à la fin de 1889, a coïncidé avec une condition atmosphérique qu'il n'est peut être pas inutile de signaler.

Pendant tout le mois de novembre, à quelques rares exceptions près, le baromètre est resté constamment au-dessus de la hauteur moyenne. Une aire de très forte pression a persisté sur la plus plus grande partie de l'Europe ; le vent était généralement faible ; aucune tempête importante n'a été signalée.

Ces mêmes conditions se sont maintenues pendant le mois de décembre et la première quinzaine de janvier 1890.

Le centre des fortes pressions a été en Autriche ; des froids rigoureux de 20° et 25° se sont produits dans cette contrée, tandis que dans la partie septentrionale de la Russie, le thermomètre descendait à peine au-dessous de zéro.

Pendant les mois de novembre, décembre et partie de janvier, la quantité d'ozone répandue dans l'air a dû être faible en Europe.

Un travail du Dr COOK, médecin à Bombay, en 1863 et 1864, tendrait à faire croire qu'il existe une connexité entre l'absence ou la décroissance de l'ozone dans l'air et la présence de certains états épidémiques (choléra, dyssenterie, fièvre intermittente).

Quand l'ozone existe dans l'air en proportion relativement grande, ces manifestations disparaissent ; s'il diminue, elles font de nouvelles victimes.

Si donc l'ozone était un agent destructeur des miasmes de l'atmosphère, la coïncidence de l'influenza avec l'absence ou la rareté de cet agent, à la fin de 1889, ne serait pas fortuite.

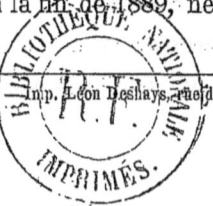

Rouen. — Imp. Léon Deshays, rue des Carmes, 58.

TABLEAU GRAPHIQUE DES DÉCÈS A ROUEN ET AU HAVRE

en décembre 1889, et à Rouen en décembre 1888

Documents fournis par M. Bordeaux, Chef de Division, à la Préfecture

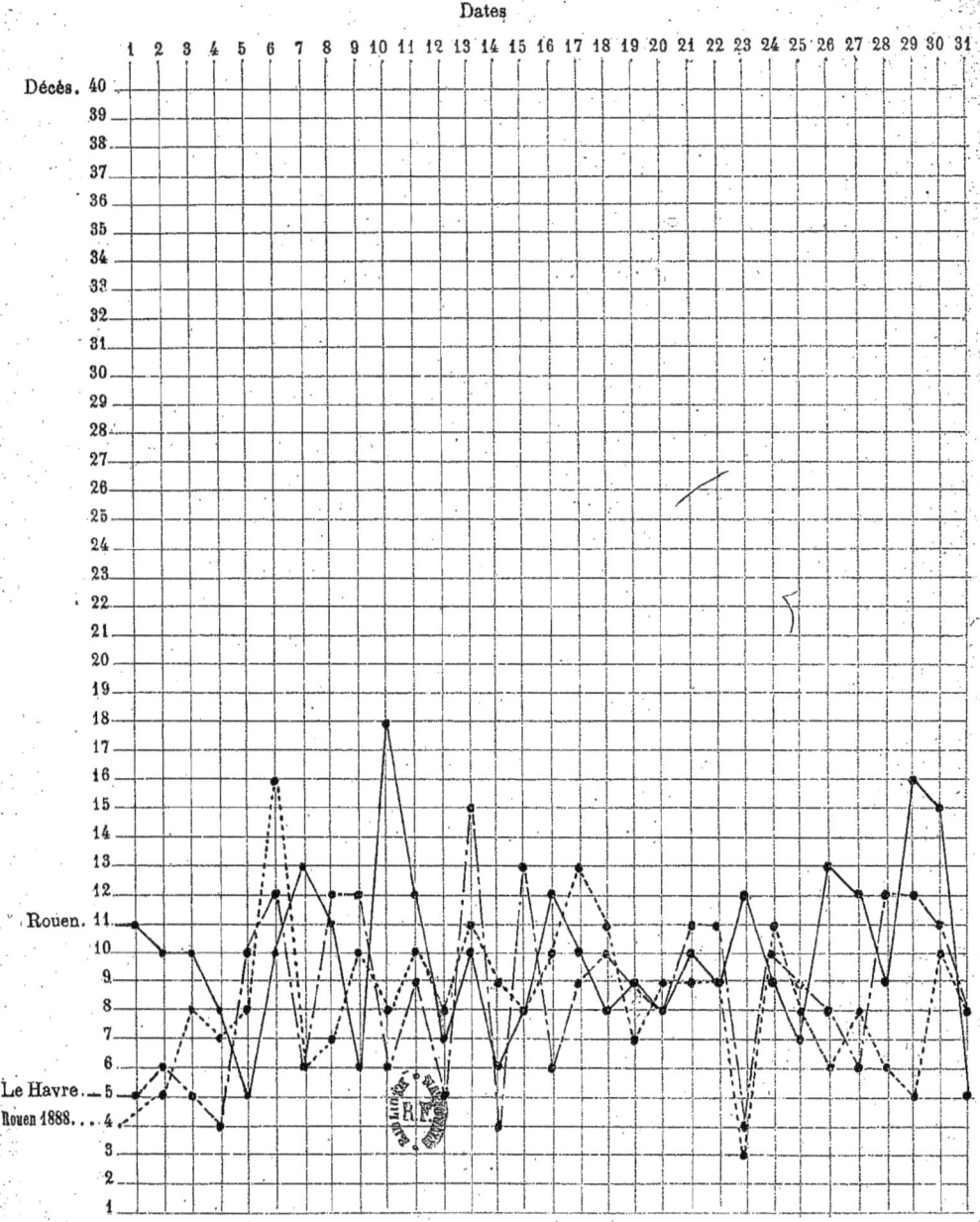

TABLEAU GRAPHIQUE DES DECÈS A ROUEN ET AU HAVRE

Pendant le mois de janvier 1890, et à Rouen en janvier 1889.

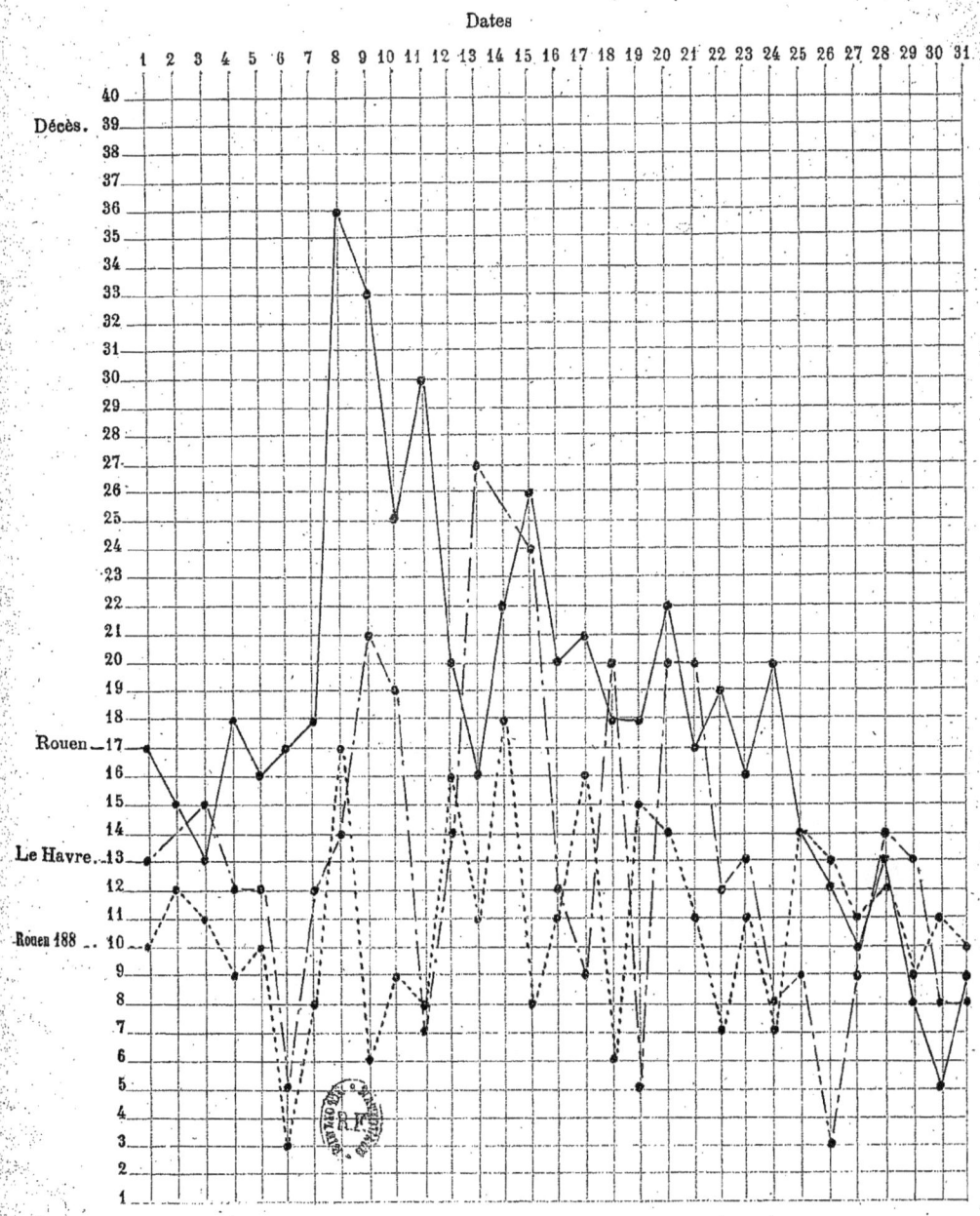